Stillen
Ein praktischer Ratgeber
Bernadette Holzer-Kalkreuth

Inhalt

Die Kunst des Stillens	3
Vorbereitung während der Schwangerschaft	4
Durch Wissen Vertrauen in die eigene Stillfähigkeit entwickeln	4
Abhärtung der Brustspitzen zum Schutz vor Wundwerden	5
Wichtiges zur Vorbesprechung mit den Geburtshelfern	5
Ein möglichst sanfter Weg ins Leben	6
Die Geburt – ein anstrengendes Erlebnis auch für das Kind!	6
Die seelische Verbindung zwischen Mutter und Kind	7
Frühzeitig organisierte Unterstützung vermeidet Stress	8
Die Ernährung des neugeborenen Kindes	9
Muttermilch – die gesündeste Anfangsnahrung	9
Die Muttermilch verändert sich mit den sich wandelnden Bedürfnissen des Säuglings	10
Nährende und wärmende Hüllen	10
Muttermilch ist lebendige Nahrung	11
Grundregeln des Stillens	12
Jede gesunde Frau kann ihr Kind voll stillen	12
Erstes Anlegen des Neugeborenen	13
Über den Trinkzeitenrhythmus in der ersten Woche	14
Der Trinkzeitenrhythmus nach der ersten Woche	15
Zum Wundwerden der Brustwarzen	16
Warmhalten der Brust	16
Trinken Sie über den Durst hinaus	16
Wenn ungewollt Milch ausfliesst	17
Blähungsschmerzen beim Kind	17
Über die vollwertige Ernährung der Mutter	17
Zauberwort Gelassenheit	17
Bekommt mein Kind genug Milch?	18
Was tun bei zu wenig Milch?	18
Was tun bei grösseren Stillschwierigkeiten?	19
Über das Abstillen	19
Zeitplan für das Abstillen	21
Erläuterungen zum Abstillplan	22
Ausklang	24

Stillen will gelernt sein

«Das Stillen ist nicht nur ein körperlicher Vorgang, sondern ein Lernprozess, der gar nicht so einfach ist. Er wird geregelt von einem engen Zusammenspiel körperlicher und seelischer Komponenten. Es ist also nicht etwas, was eine Frau kann oder nicht kann, sondern ein erlernbarer Vorgang. Er kann einerseits durch ungünstige Umstände – wie zum Beispiel mangelnde Unterstützung durch das Krankenhauspersonal oder allgemeine Hektik – behindert und andererseits durch positive Ermunterung gefördert werden. Je mehr Vertrauen eine Frau in diesen natürlichen Vorgang hat, desto leichter kommt sie zu einem befriedigenden Stillergebnis.»

(Aus der Broschüre «Das Baby», herausgegeben von der Bundeszentrale für gesundheitliche Aufklärung, Deutschland)

Ich wünsche allen Müttern dieselbe grosse Freude am Stillen ihrer Kinder, wie ich selbst sie bei den meinen erleben durfte. Diese Schrift widme ich meinen beiden Töchtern Lilia und Vera.

Bernadette Holzer-Kalkreuth

Die Kunst des Stillens

Bestimmt freuen Sie sich auf die innige Nähe zu Ihrem Kind während der Stillzeit und hoffen, es mehrere Monate ganz mit Ihrer eigenen Milch nähren zu können. Falls Sie gesund sind, brauchen Sie nicht im Geringsten daran zu zweifeln, dass Sie körperlich dazu befähigt sind! Wenn wir diese Fähigkeit aber als natürlich voraussetzen dürfen, ist es dann nicht übertrieben, das Stillen als eine Kunst zu bezeichnen?

Wir müssen bedenken, dass zu allen Zeiten die mütterlichen Erfahrungen auf dem Gebiet des Stillens von den älteren an die jungen Frauen weitergegeben worden sind. Das Weiterfliessen dieses Erfahrungsstroms wurde jedoch vor einigen Generationen fast ganz abgeschnitten durch das werbewirksame Angebot und die darauf folgende massenhafte Verwendung künstlicher Säuglingsnahrung. In der Nachkriegszeit haben nur noch wenige Mütter ihre Kinder gegen den Zeittrend selbst gestillt. Da seither sehr viele Frauen selbst keine positiven Erfahrungen mehr mit dem Stillen sammeln konnten, sind sie auch für die nach ihnen kommenden Generationen leider keine kompetenten Ratgeber mehr gewesen. Hierdurch ist das Stillen unserer Babys für uns Frauen zu einer Befähigung geworden, deren genauere Bedingungen erst wieder entdeckt und gelehrt werden müssen, um sie dann mit innerer Sicherheit ausüben – und später an die eigenen Töchter weitergeben zu können!

Einen bestimmten Lebensbereich als Kunst auszuüben bedeutet aber ausserdem, ihn nicht nur verstandesmässig zu betrachten, sondern zusätzlich mit Gemüt und Geist zu erfüllen. Und das kleine Wort «stillen» deutet vom Wortursprung her ja auch tatsächlich etwas Umfassenderes an, als nur dem Kind die eigene Milch zu geben. Es scheint mir, diese Wortschöpfung wollte eine ganzheitliche, liebevolle Einfühlsamkeit in das neugeborene Wesen ausdrücken, die ihm gut tut, seine Seele beruhigt, es still und zufrieden werden lässt. Denken Sie nur an die vielen Arten von Wiegen, die von den unterschiedlichsten Kulturvölkern im Laufe der Jahrhunderte ersonnen worden sind und ebenfalls allein diesem Zweck der Beruhigung des kleinen Kindes dienen! Aus der gleichen Einsicht heraus hat man gegenwärtig wieder damit begonnen, sogenannte Schreikinder durch die alte Kunst des Wickelns oder Puckens seelisch zur Ruhe zu bringen. Wenn wir uns hineinfühlen, in welcher drängenden Enge Babys die letzten Monate im Mutterleib zubringen, so erscheint es durchaus einsehbar, dass Neugeborene einen festen Halt um ihren Körper nicht unbedingt negativ, sondern als Geborgenheit gebend erleben können.

Das Richtige im Umgang mit unseren Neugeborenen und Kleinkindern zu tun, erfordert von uns bewusst gepflegtes Einfühlen in ihre Lebenswelt. Wir haben nicht den sicheren Instinkt der Tiere zur Verfügung, von dem diese geleitet werden. Die Lebens-, Empfindungs- und Sichtweisen der Menschen in unserer technisierten Welt sind ausserdem insgesamt nicht mehr naturnah und diese Naturentfremdung greift in vielfacher Weise auch in den Bereich von Geburt und erster Kindheit ein und entfaltet dort ihren Einfluss.

Aus all diesen Gründen können Sie von sich selbst nicht erwarten, beim Stillen ganz von allein alles richtig zu machen. Aber unsere Bemühungen um die rechten Kenntnisse und Einfühlung in unsere Kinder umschliessen grosse Werte und eine tiefe Sinngebung, und sie bewirken auch für uns selbst eine innerseelische Kultivierung. Und so möchte ich den Bereich des Stillens einschliessen in die «Lebenskunst» als ganzheitliche Lebensgestaltung.

Mein Ratgeber will Ihnen in diesem Sinne als leicht verständlicher und praxisbezogener Wegweiser in der Kunst des Stillens dienen – und hierdurch zu einer unproblematischen Stillzeit verhelfen!

Vorbereitung während der Schwangerschaft

Durch Wissen Vertrauen in die eigene Stillfähigkeit entwickeln

Tatsächlich ist es wichtig, dass Sie sich schon vor der Geburt Ihres Kindes mit dem Thema Stillen beschäftigen. Nur so können Sie während der ersten Tage und Wochen mit dem Neugeborenen voller Selbstbewusstsein optimal handeln. Wenn Sie meinen Wegweiser durch die Stillzeit aufmerksam gelesen haben, verfügen Sie rechtzeitig über das notwendige Wissen. Er gibt aus ganzheitlicher Sicht des Menschenwesens Anleitung und Hilfe in den wichtigsten Fragen. In jeder Hinsicht stützt er sich auf die Erfahrung von stillenden Frauen. Gesunde Mütter, die sich nach seinen Hinweisen richten, werden von Anfang an Freude am Stillen ihres Kindes haben, weil die häufigsten Stillschwierigkeiten vorausschauend vermieden werden.

Ihre so gewonnene Selbstsicherheit wird Sie wappnen gegen verunsichernde Bemerkungen ihrer Umgebung, die häufig realer Grundlagen entbehren. Sie beziehen sich beispielsweise oft auf die Grösse bzw. Kleinheit der Brust. Diese hat aber erwiesenermassen keinerlei Aussagekraft über die Stillfähigkeit! Eine gesunde Frau braucht gewiss nicht daran zu zweifeln, dass sie in der Lage ist, ihr Kind voll zu stillen, selbst wenn sie ausgesprochen kleine Brüste hat. Die Lektüre wird Ihnen vor allem auch deutlich machen, wie die Milchbildung gezielt und sicher vermehrt werden kann, und wodurch sie sich verringert.

Mit diesem Wissen ausgestattet, gewinnen Sie bereits in der Schwangerschaft Zutrauen in die eigene Stillfähigkeit und können zusammen mit Ihrem neugeborenen Kind voller Optimismus in die neue Lebensphase gehen. Das Baby wird Ihr mütterliches Selbstvertrauen spüren und erwidern durch sein eigenes Vertrauen in Sie und die neue Welt, in die es nach und nach hineinwachsen darf.

Abhärtung der Brustspitzen zum Schutz vor Wundwerden

Die werdende Mutter sollte etwa zwei Monate vor dem Geburtstermin damit beginnen, ihre Brustwarzen vorbeugend abzuhärten. Sie kann sie täglich mit möglichst kaltem Wasser kurz abwaschen und mit einem groben, nicht weichgespülten Frotteetuch durch recht kräftiges Rubbeln abtrocknen. Auf keinen Fall sollten diese Hautpartien eingefettet oder eingeölt werden, denn das kräftigt die Haut nicht, sondern verweichlicht sie. Die Belastung der Haut der Brustwarzen und des Warzenhofes durch das kräftige Saugen des Kindes übertrifft oft alle Erwartungen, weshalb man sie durch die beschriebenen unsanften Massnahmen unbedingt vorbereiten sollte. So kann ein Wundwerden der Haut in den ersten Tagen des Stillens möglichst gering gehalten oder verhindert werden.

Wichtiges zur Vorbesprechung mit den Geburtshelfern

Treffen Sie frühzeitig eine sorgfältige Wahl bei der Suche nach einem geeigneten Geburtshaus. Daneben gibt es auch heute noch Hebammen und Ärzte, die Ihnen gerne bei einer Hausgeburt beistehen. Vieles werden Sie im Voraus mit Ihren Geburtshelfern absprechen. Einiges Wenige möchte ich dazu beifügen:

Selbst die am Neugeborenen vorgenommene Art der Körperpflege nach der Geburt ist nicht ohne Belang, sondern für das Wohl des neugeborenen Kindes von hoher Bedeutung und sollte also mit Bedacht ausgeführt werden. Es mag für uns moderne Menschen eigenartig klingen, aber die stark fetthaltige Schicht der sogenannten Käseschmiere auf der Haut Ihres Neugeborenen bewirkt offensichtlich einen nicht unerheblichen Schutz vor Energie- und Gewichtsverlust. Es scheint fast, als «nähre» sie das Kind, solange in den ersten Stunden oder Tagen nach der Geburt noch sehr wenig Muttermilch fliesst! Ein durch diese Fettschicht geschützt gebliebenes Kind wird nach der Geburt nur wenig an Gewicht verlieren. Diese Beobachtung wurde bereits in der Mitte des vorigen Jahrhunderts von dem Arzt Dr. med. Wilhelm zur Linden gemacht und in seinem immer wieder aktualisierten, für alle Eltern äusserst empfehlenswerten Buch «Geburt und Kindheit» veröffentlicht (14. Auflage 1998, Verlag Vittorio Klostermann, Frankfurt/Main). Der Gewichtsverlust des Neugeborenen kann sonst bis zu einem Pfund betragen, was sehr viel ist, wenn wir es auf das Gesamtgewicht des Säuglings beziehen. Nicht ohne Grund gibt also die Natur dem Baby diese zarte Schutzhülle mit. Natürlich darf man deshalb am Neugeborenen kein Vollbad mit fettlösenden Badezusätzen vornehmen. Diesen Wunsch sollten Sie bereits bei der Vorbesprechung mit Ihren Geburtshelfern deutlich machen. In den aufregenden Minuten nach der Geburt ist es zu spät für solche Absprachen; man wird es dann erfahrungsgemäss wahrscheinlich sogar vergessen!

Sprechen Sie mit der Einrichtung Ihrer Wahl auch rechtzeitig ab, dass Sie für Ihr Kind keine begleitende oder übergangsweise Flaschennahrung (weder Säuglingsnahrung noch Teegaben aus dem Fläschchen!) wünschen, auch nicht nach einem möglichen Kaiserschnitt. Ebenso ist der Beruhigungssauger gerade in diesen ersten Tagen aus gutem Grund abzulehnen, denn immer wieder hat sich trotz gegenteiliger Beteuerungen in der Praxis erwiesen, dass sich einzelne Säuglinge in dieser ersten Zeit des Trinkenlernens sofort an die «fertige» Saugerform gewöhnen und dadurch ihren natürlichen Ansauginstinkt verlieren. Genaues Beobachten macht uns deutlich, dass das Ansaugen an einer womöglich prall durchbluteten Brust tatsächlich viel Geschick und die ganze Muskelkraft des Säuglingsmundes erfordert. Das Baby muss dabei zusätzlich zur Vakuumbildung durch eigene Anstrengung selbst die «Saugerform» im Mund bilden. Manches Kind, das schon einige Male die Erfahrung des mühelosen Trinkens aus der Flasche gemacht hat, sperrt dann an der Brust hilflos das Mündchen auf, anstatt kräftig anzusaugen – und einigen davon ist leider bei aller Mühe nicht mehr zum natürlichen Ansauginstinkt zurückzuhelfen.

Ein möglichst sanfter Weg ins Leben

Die Geburt – ein anstrengendes Erlebnis auch für das Kind!

Ich wünsche Ihnen und Ihrem Baby Helfer und Begleiter mit grosser Einfühlsamkeit in das kleine Menschenwesen bei der Gestaltung der Vorgänge um seine Geburt und die ersten Lebenstage. Auf welche Weise wir unser Erdenleben antreten, hat für jeden von uns seelische Auswirkungen durch das ganze weitere Leben, weshalb ich auf dieses mit dem Stillen eng verbundene Thema begleitend etwas eingehen möchte. Der modernen Psychologie ist dessen Wichtigkeit inzwischen hinreichend bekannt.

Der Franzose Frederick Leboyer hat sich dankenswerter Weise in den Siebzigerjahren des letzten Jahrhunderts aus der Sicht des Neugeborenen in die bei uns damals üblichen Vorgänge um die Geburt eingefühlt. Er hat uns die ganze Liste der Grausamkeiten vorgeführt, mit denen wir den neuen Erdenbürger in unserer modernen, technisierten Welt zu begrüssen pflegten. Leboyers Verdienst ist es, in seinem auch heute noch überaus empfehlenswerten Buch «Geburt ohne Gewalt – Der sanfte Weg ins Leben» (14. Aufl. 1995, Verlag Kösel), dem wehrlosen Wesen endlich eine Stimme gegeben und so nach und nach wenigstens einige Änderungen herbeigeführt zu haben.

Das Kind erlebt den Geburtsvorgang gewiss als recht anstrengend, vielleicht auch als beängstigend. Danach muss es einen extremen Temperatursturz von etwa 15 Grad erdulden. Oft wird als erstes sein Naseninhalt unangenehm, wenn nicht sogar schmerzhaft abgesaugt (was eigentlich nur in Notfällen sein müsste). Es wird untersucht, gedreht, begutachtet, gewogen und gemessen. Heute wird es dabei wenigstens nicht mehr an den Füsschen kopfüber aufgehängt wie noch vor wenigen Jahrzehnten üblich! Man kann sich diese überflüssige Grobheit heute ja fast gar nicht mehr vorstellen. Es wird zum Blutabnehmen in die Ferse gestochen. In die Augen, die sich doch gerade vorsichtig der Welt öffnen wollten, bekommt es desinfizierende, brennende Tropfen, und eine Impfspritze liegt auch schon bereit. Nun muss es fast schlagartig die Atmung selber erledigen, wobei die ersten schmerzhaften Atemzüge der sich entfaltenden kleinen Lungen es oft zum Weinen bringen. Und etwas später muss es ungewohnte, von ihm gewiss als unangenehm empfundene Kleidung tragen und beginnt Hunger und Durst zu empfinden, was es bisher auch nicht kannte. Manches Gesichtchen ist von all diesen Strapazen gezeichnet.

Wir sollten das kleine Wesen deshalb mit allem Mitgefühl empfangen, dessen wir fähig sind: Wenn es gleich nach der Geburt auf die nackte Haut des Bauches der Mutter gelegt wird, kann es ihre Körperwärme spüren, was den Temperatursturz abmildert. Hier hört es den ihm schon bekannten Herzschlag und sie kann ihm mit zärtlichen Händen etwas von dem Halt wiedergeben, der es seit Monaten in der Enge der Gebärmutter umgab. Die mütterliche Stimme kann das Neugeborene am besten trösten, denn es kennt die persönliche Färbung ihres Tonfalls schon lange. Wir können auch die Helligkeit dämpfen und blendfrei machen. Unsere beängstigend lauten Geräusche erschrecken das Neugeborene, wenn wir keine Rücksicht nehmen. Deswegen sollten wir uns ganz bewusst nur leise unterhalten.

Es hilft uns, die Geduld mit einem «aus unerfindlichen Gründen» dauernd schreienden Säugling zu bewahren, wenn wir uns bewusst machen, wie wenig wirklich erfreulich die eigenen Erlebnisse des Babys beim Eintritt ins Erdenleben vielleicht waren. Erklären Sie Ihren Geburtshelfern also rechtzeitig, dass von Ihnen Wert darauf gelegt wird, das Neugeborene auf möglichst sanfte Weise in Empfang zu nehmen. Ein Hinweis auf die sanfte Geburt nach Leboyer ist jeder Hebamme inzwischen ein Begriff.

Die seelische Verbindung zwischen Mutter und Kind

Mag die Mutter auch von der Geburt erschöpft sein – eine natürliche Regung lässt sie nach der Geburt erst einmal keinen Schlaf finden. Die Natur lässt die Mutter in diesen ersten, noch etwas gefährdeten Lebensstunden Ihres Babys wachen. Dieses Phänomen lässt sich auch mit der Hormonlage weiter begründen. Behalten Sie Ihr Neugeborenes also ganz in Ihrer Nähe. Die Natur hat nicht vorgesehen, es zur Versorgung und Überwachung in den Säuglingsraum der Klinik zu geben. Der Blick auf das in Ihren Armen oder neben Ihnen liegende Kleine wird Sie als junge Mutter immer wieder aufs Neue stolz und froh machen. So verarbeiten Sie die Aufregung der Geburt am besten und sinnvollsten – anders, wenn Sie zusätzlich darüber grübeln müssten, ob Ihr Baby im Betreuungsraum womöglich ungetröstet weine! Sein erstes Bettchen darf ruhig seinen letzten Aufenthaltsort, die Gebärmutter, gewissermassen nachahmen. Wie geborgen kann sich ein Baby in seiner ovalen Wiege fühlen, wenn ein rosa Seidenschleier das blendende Licht hemmt und die anfangs so verwirrend bunte Umgebung liebevoll optisch ausgrenzt! Mit einfachen Mitteln und etwas Phantasie lässt sich auch in einer Klinik von Ihnen Ähnliches gestalten. Dass Babykleidung früher grundsätzlich in zarten, pastellenen Engelsfarben wie zartgelb, rosa und hellblau gehalten war, zeugt von einer heute leider verloren gegangenen Einfühlsamkeit in den Ursprung und die sich erst entfaltenden Sinnesorgane des Neugeborenen. Vielleicht suchen Sie auch bewusst einen Kinderwagen aus, in dem das Baby Ihnen zugekehrt liegen und später sitzen darf, so dass es jederzeit Sicherheit gebenden Blickkontakt zu Ihnen aufnehmen kann. Erziehungswissenschaftler erkannten inzwischen die Wichtigkeit des intensiven, lächelnden Sich-Anschauens von Mutter und Kind, und dass es eine spätere Aufmerksamkeitsstörung mit Hyperaktivität (ADHS) verhindern hilft.

Nehmen Sie also zu Gunsten der seelischen Verbindung mit Ihrem Baby das inzwischen grundsätzlich angebotene Rooming-in wirklich rund um die Uhr an (24-Stunden-Rooming-in). Es kann zwar recht anstrengend sein, plötzlich keine Nacht mehr durchschlafen zu dürfen, und mancher Säugling weckt seine Mutter in den ersten Nächten durchaus alle zwei bis drei Stunden. Aber die Anwesenheit des Neugeborenen trägt massgeblich dazu bei, dass Sie von Anfang an eine gesunde Bindung an ihr Kind entwickeln (Bonding). Wir können auch davon ausgehen, dass die Gegenwart des Säuglings einen förderlichen Einfluss auf die Milchbildung nimmt. Später werden viele stillende Mütter immer wieder einmal feststellen, dass ihre Milch auszufliessen beginnt, wenn sie sich über das Kind in seinem Bettchen beugen und es liebevoll betrachten – oder sogar schon, wenn sie im Nebenzimmer intensiv an es denken! Das beweist den engen Zusammenhang von Nähren (Milchgebereflex) und seelischer Bindung an das Kind.

Heute wissen wir, dass der Herzrhythmus des Ungeborenen sich zusammen mit dem mütterlichen beschleunigt, wenn die Schwangere sich aufregt. Daraus können wir schliessen, dass es sogar seelisch im Gleichklang mit ihr fühlt, und manche Mutter hat diesen Eindruck immer wieder auch in den ersten Monaten nach der Geburt, wenn sich eine eigene momentane Nervosität auf das Kind zu übertragen scheint. Besonders häufig ist dies zu beobachten, wenn die Mutter vorhat, auszugehen...

Frühzeitig organisierte Unterstützung vermeidet Stress

Wenn Sie Ihr Baby zuhause oder in einer Einrichtung zur ambulanten Geburt auf die Welt bringen, hat dies den Vorteil, dass Sie die anschliessende Zeit mit ihm zuhause nach eigenen Vorstellungen selbst gestalten können.

Die ersten Tage und Wochen mit einem Neugeborenen können wie erwähnt anstrengend sein. In vielen Fällen ist ein gewisses Durchhaltevermögen nötig. Es ist besser, hiermit zu rechnen und in weiser Voraussicht für die Erledigung der Hausarbeiten schon im Voraus möglichst tatkräftige Unterstützung zu organisieren. Wenn irgend möglich, darf hier der junge Vater gerne zum Einsatz kommen! Seine Anwesenheit während der ersten Lebenstage seines Kindes wird ihm auch viel Gelegenheit bieten, das neue Familienmitglied innig kennenzulernen und ebenfalls gleich von Anfang an eine herzliche Verbindung zu entwickeln.

Sie als junge Mutter sollen sich trotz nächtlicher Schlafunterbrechungen gut von der Geburt erholen können und deswegen erst einmal ohne andere Verpflichtungen Ihrem kleinen Kind widmen dürfen. Es ist aber nicht notwendig, dass sich beide Eltern nachts wecken lassen. Der Vater sollte durchschlafen dürfen, damit er gutgelaunt tagsüber für Entlastung sorgen kann. So können Sie zusammen alles ruhig angehen lassen. Stress würde weder Ihrer Beziehung noch dem Stillvermögen der jungen Mutter gut tun!

Die Ernährung des neugeborenen Kindes

Muttermilch – die gesündeste Anfangsnahrung

Ob ein Kind gestillt wurde oder nicht, ist keineswegs gleichgültig. Muttermilch enthält Enzyme und spezifische Abwehrstoffe, die die Abwehr von Krankheitserregern unterstützen. Diese positiven Auswirkungen des Stillens sind schon lange als Schutz vor Kinderkrankheiten und vor Darminfekten bekannt. Aktuelle Studien weisen aber auch die Verminderung von Atemwegs- und Mittelohrentzündungen sowie Augeninfektionen um bis zu 60 Prozent nach.

Muttermilch erfüllt jedoch nicht nur das rein physiologische Bedürfnis des Säuglings nach Nahrung auf vollkommene Weise. Weitreichende Folgen auf Psyche und Intelligenz wurden in zahlreichen Studien nachgewiesen. Sie haben unter anderem ergeben, dass Kinder, die zwischen sieben und neun Monate lang gestillt wurden, den höchsten Intelligenzquotienten erreichen. Man glaubt dies auf bestimmte Fettsäuren in der Muttermilch zurückführen zu können, die für eine bessere Hirnentwicklung sorgen. Bei längerer Stillzeit nahm die Intelligenz übrigens wieder ab.

Auch werden heute Zusammenhänge bei nicht gestillten Kindern mit späteren Drogen- oder allgemeinen Suchtabhängigkeiten gesehen. Zum Beispiel werden gestillte Kinder laut der Stiftung Kindergesundheit mit 25 Prozent geringerer Wahrscheinlichkeit später stark übergewichtig durch suchthaftes Essen. Man wird die Gründe für die grössere seelische Stabilität gestillter Kinder im besser befriedigten Bedürfnis nach Nähe, Haut und Blickkontakt sehen dürfen. Denn auch die seelischen Komponenten der Vorteile des Stillens sind gar nicht hoch genug einzuschätzen. Mutter und Kind sind sich beim Stillen wortwörtlich hautnah. Auf Seiten des sich geborgen fühlenden Babys wächst so das Urvertrauen in das Leben und in andere Menschen. Ebenso entsteht auf diese Weise gleichzeitig auf Seiten der Mutter die noch viele Jahre benötigte, Schutz und Sicherheit gebende Bindung an ihr Kind. So sind also auch die seelischen Komponenten der Vorteile des Stillens gar nicht hoch genug einzuschätzen.

Die Muttermilch verändert sich mit den sich wandelnden Bedürfnissen des Säuglings

Erstaunlich ist die Weisheit, mit der die Muttermilch sich in ihrer Zusammensetzung mit dem Alter des Kindes verändert: Die gelbliche Vormilch, die in den ersten Tagen nach der Geburt in kleinen Mengen abgesondert wird, ist besonders reich an Eiweiss und Abwehrstoffen, deren Notwendigkeit uns als überlebenswichtiger Anfangsschutz sogleich einsichtig ist. Sie wirkt ausserdem abführend, was dem Kind bei der ersten Darmentleerung des schwarzen, zähen und deshalb sogenannten Kindspechs hilft! Inzwischen ist die Kostbarkeit der Vormilch von wissenschaftlicher Seite her sehr anerkannt. Ärzte empfehlen sogar denjenigen Müttern, die nicht stillen wollen, ihrem Kind wenigstens die Vormilch nicht vorzuenthalten!
    Die Milch der folgenden Tage wird als Übergangsmilch bezeichnet. Sie hat etwas weniger Eiweissgehalt und die Zahl der weissen Blutkörperchen, die selbst Abwehrstoffe bilden können, ist mangels Notwendigkeit schon etwas zurückgegangen.
    Erst etwa zwei Wochen nach der Geburt hat sich die Milch zur reifen Muttermilch verändert. Sie ist weisslich, immer noch recht fettreich und enthält auch jetzt noch genügend Abwehrstoffe der Mutter, die helfen, das Kind vor Krankheitserregern zu schützen. Die Muttermilch ist also in ihrer Zusammensetzung ganz auf die sich wandelnden Bedürfnisse des Säuglings abgestimmt!
    Industriell gefertigte Säuglingsnahrung erweist sich deshalb innerhalb der ersten Lebensmonate als ein inzwischen zwar optimierter, aber dennoch unvollkommener Ersatz und sollte tatsächlich nur im Notfall zum Einsatz kommen.

Nährende und wärmende Hüllen

Wir dürfen sicher darauf vertrauen, dass das Kind einer gesunden Mutter nicht mehr und nichts anderes braucht, als das, was die Natur über Jahrmillionen hin vorgesehen hat. Es mag in den ersten Stunden bis anderthalb Tagen fast nur tropfenweise Vormilch erhalten, bis die Milch einschiesst – aber mehr braucht es auch gar nicht! Wie bereits erwähnt, schreibt der Arzt Dr. med. Wilhelm zur Linden, das neugeborene Kind nähre sich in den ersten Tagen auf geheimnisvolle Weise über die Haut von der sogenannten

Käseschmiere, die man deshalb nicht entfernen solle. Die Praxis bestätigt dies! Als erste Körperpflege genügt es durchaus, das eventuell am Kind haftende Blut mit einem feuchtwarmen Tuch gut abzutupfen und die Fettschicht liebevoll mit warmen Händen etwas zu verteilen, wenn sie sehr reichlich vorhanden ist. Der Überlieferung nach galt dieses recht zähe Fett übrigens in früheren Zeiten als hervorragendes Schönheitsmittel für die Haut, weshalb die Hebammen es für sich selbst zu verwenden pflegten.

Diesen Schutz sollten Sie anfangs unabhängig von der Jahreszeit durch wärmende Wollhemdchen und vor allem durch ein weiches Wollmützchen unterstützend ergänzen, denn der verhältnismässig grosse Kopf des neugeborenen Kindes nimmt anders als bei uns Erwachsenen ein Viertel der Körperoberfläche ein und hat deshalb auch entsprechend grossen Einfluss auf die Abkühlung seines ganzen Körpers! Achten Sie auch auf die Wärme oder Kälte seiner Händchen. Diese sind überhaupt die ersten Jahre ein guter Gradmesser dafür, ob ihr Kind warm genug angezogen ist oder mehr wärmende Umhüllung braucht.

Muttermilch ist lebendige Nahrung

Das Stillen kann nicht unwesentlich an den Kräften der Mutter zehren. Manchen Müttern fällt eine ihnen sonst unbekannte, meist abendliche Konzentrationsschwäche auf. Sie können dann keine anspruchsvollen Gespräche mehr führen oder sind zu müde zum Lesen und fragen sich, was mit ihnen los ist. Dies kann aber als Hinweis genommen werden, dass die stillende Mutter dem Kind mit ihrer Milch einen Teil ihrer eigenen lebendigen Lebensenergie weitergibt, die sie nun nicht mehr ausschliesslich für sich selbst zur Verfügung hat – wirksame Lebenskräfte, die bei uns allen für die ineinander greifenden körperlichen und seelischen Funktionen tragend sind und lebendig bildsam am Körper arbeiten. Diese ätherisch feinen Bildekräfte sind es unter anderem, die für die Regeneration des Körpers während des Schlafes sorgen.

Schwerlich sind diese lebendigen Kräfte in künstlich zusammengesetzter und mit verschiedenen Zusätzen versehener Säuglingsnahrung vorhanden. Nur für eine materielle Betrachtungsweise ist die künstliche Babynahrung der Muttermilch ähnlich. Wir sollten aber davon abgehen, in der uns umgebenden Welt nur die Materie zu sehen, sondern mit wachem Blick möglichst genau beobachten. Wirkten in Pflanzen, Tieren und Menschen keine lebendigen Bildekräfte, so wären sie tot – und ihre Materie würde den geltenden Gesetzen der Natur zufolge augenblicklich zu verwesen und zu zerfallen beginnen! Die Muttermilch besteht also nicht nur aus Materie, sie ist ausserdem Träger der feinen, lebendigen Lebenskraft der Mutter.

Sind Sie als stillende Mutter einmal sehr müde und abgespannt, so können Sie sich sagen: «Die Lebenskräfte, die mir spürbar fehlen, habe ich an mein Kind weitergegeben. In ihm leben sie jetzt weiter, wirken bildend an seinem seelischen und körperlichen Aufbau mit.» Und wenn Sie nach vier Monaten des vollen Stillens ihr in dieser kurzen Zeit schon ganz erstaunlich gross und kräftig gewordenes Kind betrachten, können Sie sich mit Stolz bewusst machen, dass sie dem Kind die Grundlage für seinen ganzen gegenwärtigen Körperaufbau aus ihren eigenen Körperkräften heraus zugereicht haben!

Grundregeln des Stillens

Jede gesunde Frau kann ihr Kind voll stillen

Noch einmal möchte ich deutlich machen, dass es ein Missverständnis ist zu denken, die weibliche Brust produziere nach der Geburt eines Kindes automatisch eine gewisse Milchmenge, je nach Veranlagung bei der einen Frau viel, bei der anderen wenig. Ebenso ist es ein Irrtum zu glauben, die Milch versiege irgendwann von selbst, wiederum bei der einen Frau früher, bei der anderen später.

Praktisch jede Frau, die keine organischen Missbildungen der Brust aufweist und an deren Lebenskräften keine schwere Krankheit zehrt, wird ihr Kind voll stillen können. Nur Frauen mit extrem seltenen organischen Fehlern sind zur Milchbildung nicht fähig, und auch nur ein verschwindend kleiner Teil der Frauen hat insgesamt zu wenig Milch.

Erwiesen ist auch, dass die Grösse der Brust in erster Linie von der Stärke des Fettmantels abhängt und in Bezug auf Stillfähigkeit und Milchmenge absolut keine Rolle spielt. Wenn eine Frau mit sehr kleiner Brust ihr Kind oft anlegt und genügend Flüssigkeitszufuhr, Wärme und Ruhe hat, wird sich ihre Brust innerhalb weniger Tage durch die zur Milchbildung notwendige starke Durchblutung und die Einlagerung von Milch zur entsprechenden Grösse entwickeln und ihrer Aufgabe gerecht werden.

Leider kann es auch heute noch vorkommen, dass Sie während der ersten Stunden und Tage mit dem Baby keine optimale Stillanleitung erhalten. Das erscheint mir besonders tragisch, weil Sie als junge Frau darauf vertrauen, in allen Geburtseinrichtungen Fachkompetenz vorzufinden. Die beste Sicherheit bietet deshalb Ihr selbst angeeignetes Wissen und das daraus resultierende Selbstvertrauen.

Früher richtete man sich in Geburtsabteilungen nach einem grundsätzlichen Schema, das festlegte, wie viel Gramm Nahrung das Neugeborene pro Mahlzeit braucht. Durch Wiegen des Säuglings vor und nach dem Stillen wurde festgestellt, wie viel Gramm es tatsächlich getrunken hatte, und die «fehlende» Menge wurde dann künstlich aus der Flasche nachgefüttert. Gerade während der ersten Tage entspricht diese Handlungsweise aber einem grundlegenden Fehler, denn zufüttern bedeutet, mit Abstillen zu beginnen!

Denn erst das immer wieder erneute, kräftige (hungrige!) Saugen des Kindes an der mütterlichen Brust bewirkt, dass die erforderliche Menge an

Milch gebildet wird. Es ist die Sprache des Kindes, in der es der Brust mitteilt, wie viel Milch es braucht – und sie wird nach wenigen Tagen der Anpassung die erforderliche Menge bilden! Je öfter es kräftig saugt, desto mehr Milch wird gebildet. Wer von Anfang an zufüttert, darf sich deshalb nicht wundern, wenn die Muttermilch erst gar nicht reichlich genug zu fliessen beginnt, um das Kindchen voll stillen zu können, denn die Brust wird ja mit dem eigentlichen Bedarf des Kindes gar nicht konfrontiert! Was so praktiziert würde, entspräche keinem Einstieg in das Stillen, sondern einer recht guten Einstimmung der Brust auf das Abstillen. Dieser leider immer wieder auch heute noch begangene Fehler ist in den meisten Fällen schuld daran, wenn Frauen trotz bester Absichten nicht erreichen, ihr Kind voll stillen zu können.

Wenn die folgenden grundsätzlichen Regeln beachtet werden, wird die Milchmenge genau der individuellen Menge entsprechen, die Ihr Kind in den ersten Lebensmonaten benötigt, und Ihre Brust wird die Milchproduktion erst dann langsam einstellen, wenn Sie bewusst gewollt abzustillen beginnen. Es ist eine Tatsache, dass eine gesunde Frau viele Jahre lang recht grosse Mengen an Milch produzieren könnte, wenn sie wollte und die Regeln kennt. Denken wir nur an die Ammen früherer Zeiten!

Erstes Anlegen des Neugeborenen

Legen Sie Ihr Kind am besten gleich nach der Geburt, möglichst aber innerhalb der ersten halben Stunde zum ersten Mal an: Sein natürlich veranlagter Ansaugreflex ist in dieser Zeit am grössten. Die meisten Kinder machen erstaunlicherweise sofort nach der Geburt von sich aus Suchbewegungen nach der Saugquelle, wenn sie der Mutter direkt auf den Bauch gelegt werden. Sie zeigen also nicht nur einen Saugreflex, sondern als erstes sogar einen Suchreflex!

Ihr Neugeborenes sollte keine Flaschennahrung bekommen, damit der aktive Ansaugreflex nicht erlischt. Dies geschieht leider immer wieder einmal bei Kindern, die (meistens nach einem Kaiserschnitt) in den ersten Lebensstunden mit dem Fläschchen gefüttert wurden. Wo also eine zusätzliche Flüssigkeitszufuhr unbedingt notwendig erscheint, kann tropfenweise Tee mit einem Löffelchen eingeflösst werden. Allerdings sind die heutigen Narkosen so sanft, dass die Mutter ihr Neugeborenes auch nach einem Kaiserschnitt sofort nach dem Wachwerden und ohne weiteres Zuwarten anlegen darf! Auch wenn sie Schmerzmittel benötigt, gibt es stillverträgliche Medikamente. Nach Kaiserschnitten rechnete man früher damit, dass sich der Milcheinschuss eventuell um einen Tag verschiebt; das muss aber nicht sein, wenn Sie Ihr Kind bei sich haben und sofort nach dem Aufwachen mit dem häufigen Geben der Brust beginnen.

Vergessen Sie nicht, dem Baby nach dem Stillen immer Gelegenheit zu mehreren Bäuerchen zu geben, denn es verschluckt beim Trinken meist etwas Luft. Hierzu lehnen Sie es vor sich auf dem Schoss fast aufrecht über Ihren linken Arm, so dass es Sie anschauen kann. Stützen Sie sein wackeliges Köpfchen mit der linken Hand gut ab und klöpfeln mit der Rechten zart seinen Rücken. Meist wird hierbei und auch noch danach etwas Milch aufgestossen, die sich am besten mit Mullwindeltüchern auffangen lässt.

Über den Trinkzeitenrhythmus in der ersten Woche

Wenn Sie voll stillen wollen, ist es wichtig, dass Sie Ihr Baby in den ersten Tagen immer dann anlegen, wenn es aufwacht und Unzufriedenheit signalisiert oder schreit, und nicht etwa nach einem bestimmten Zeitschema vorgehen. Das kann in der allerersten Woche durchaus acht bis zehnmal täglich (über Tag und Nacht verteilt) sein, also sehr häufig, und wird sich dann vorerst etwa bei siebenmal täglich einspielen. Muttermilch sättigt nicht so stark wie Flaschennahrung. Deshalb sind die oft empfohlenen vier Stunden Abstand zwischen den Mahlzeiten für ein gestilltes Kind zu lange.

Das Kind sollte immer an beiden Seiten angelegt werden, damit beide Trinkquellen soviel wie möglich zur Milchbildung angeregt werden. Bei der nächsten Stillmahlzeit beginnen Sie mit der zuletzt angelegten Seite, denn sie wurde meist nicht ganz leer getrunken und ist jetzt voller. Sie werden dies selber bald bei sich beobachten. Lassen Sie Ihr Kind an jeder Seite gut zehn Minuten trinken.

Als die wichtigste Grundregel des Stillens könnte man formulieren: Das Kind muss der Brust durch sein Saugen mitteilen, wie viel Milch gebraucht wird. Lässt man es oft und lange saugen, wird die Brust auch viel Milch bilden. Lässt man es seltener und nur kurze Zeit saugen, kommt die Milchbildung erst gar nicht richtig in Gang beziehungsweise nimmt ab. Wer dies weiss, kennt das Hauptgeheimnis des erfolgreichen Stillens!

Jedes Kind zeigt von Anfang an seine eigene Persönlichkeit: Das eine trinkt insgesamt mehr, das andere weniger. Das eine will öfter nur wenig trinken, das andere seltener, dafür eine grosse Portion. Lassen Sie dem Kind zumindest anfangs seine Eigenart, und die Brust wird sich dem anpassen. Nach dem Einschiessen der Milch (nicht vorher, da sich die Brust sonst zu sehr durchblutet und hart wird!) kann unterstützend der wirksame Stilltee von Weleda getrunken werden, der die Milchbildung unterstützt. Er ist in allen Apotheken erhältlich.

Für ein gutes Stillergebnis wäre es nachteilig, sogleich Ersatznahrung zuzufüttern, wenn das Kind in den allerersten Tagen nicht recht zufrieden zu stellen ist. Der Saugreiz des hungrigen Kindes, der den Milchquellen signalisiert, mehr Milch zu produzieren, würde dann fehlen. Aus demselben Grund ist für ein Neugeborenes auch der Schnuller vorerst abzulehnen. Befriedigen Sie das Saugbedürfnis des Kindes erst einmal auf die natürliche Art und wappnen Sie sich mit viel Gelassenheit. Lassen Sie Ihrem Körper die notwendigen ein bis zwei Tage Zeit, die er braucht, um sich auf die Milchbildung einzustellen. Bedenken Sie hierbei auch, dass wir geneigt sind, jedes Schreien des Neugeborenen als Hunger zu deuten. Ihr Kind ist aber erst dabei, sich an die Erdenwelt und seine eigene Körperlichkeit zu gewöhnen. Es kann durchaus sein, dass es schreit, weil es sich in seiner Haut noch nicht ganz wohl fühlt. Geben Sie ihm deshalb Ihre ganze Wärme und Geborgenheit.

Sind die ersten anstrengenden Tage überstanden, so werden Sie belohnt dadurch, dass das Stillen keinerlei Arbeit mit sich bringt! Sie tragen dann während der ersten Monate die Nahrung für Ihren Säugling immer bei sich: keimfrei, richtig temperiert und in der notwendigen Menge. Das macht das Weggehen mit dem Kind absolut unkompliziert. Sie können die Zeit des Stillens nutzen zur eigenen Entspannung und um die Einheit mit Ihrem Kind zu geniessen oder Zeit zu haben für ruhige Gespräche mit den grösseren Geschwistern des Babys.

Der Trinkzeitenrhythmus nach der ersten Woche

Vielleicht bemerken Sie schon nach einigen Tagen, dass Ihr Kind einen ganz eigenen Rhythmus für seine Trinkzeiten entwickelt. Es kann aber auch sein, dass es ziemlich unregelmässig trinkt. Wo notwendig, kann man vorsichtig anstreben, das Kind in seinem Rhythmus sanft zu korrigieren. Wenn es beispielsweise von sich aus nach zwei Stunden schon wieder trinken möchte, so können Sie davon ausgehen, dass es zu wenig und zu kurz gesaugt hat. Wahrscheinlich wurde es von der Anstrengung des Saugens zu schnell schläfrig? Ein solcher Rhythmus wäre natürlich auf Dauer nicht durchhaltbar. Verlängern Sie die Trinkpause mütterlich geduldig stufenweise um halbe Stunden, dann wird es hungriger sein und deshalb kräftiger und länger saugen als sonst. Das wird auch die Milchbildung immer noch gut genug anregen, so dass Sie nicht fürchten müssen, dann zu wenig Milch zu bilden. Unsere Grossmütter verwendeten übrigens den Trick, schläfrige Kinder beim Trinken mit einem nasskalten Läppchen auf der Stirn am Einschlafen zu hindern oder wieder aufzuwecken ...

Der Abstand zwischen den Trinkzeiten sollte bei einem gestillten Kind in der Regel nicht mehr als dreieinhalb Stunden betragen – ausser es schläft ausnahmsweise einmal besonders gut und lange! Diesen Zeitabstand werden Sie bald erreichen. Wecken Sie Ihr Kind bitte nicht um eines Stundenplanes willen. Sein Schlaf sollte uns etwas Heiliges sein. So kurze Zeit erst ist seine Seele ganz in die Leiblichkeit eingezogen. Gönnen wir ihr die Zeit, die sie braucht, sich schlafend von all den neuen, anfangs sehr aufregenden Erlebnissen der Erdenwelt zu erholen.

Und das Teefläschchen? Einem voll gestillten Kind muss kein Tee zugefüttert werden. Es erhält genug Flüssigkeit von Ihnen.

Zum Wundwerden der Brustwarzen

Durch das anfangs naturgemäss meist häufige und lange Anlegen kann es sein, dass Ihre Brustwarzen trotz sorgfältiger Abhärtung anfangen, sich wund anzufühlen bis dahin, sogar Schorf zu bilden. Es gibt spezielle Brustwarzensalben der Hersteller von Babypflegemitteln: Zwischen dem Stillvorgang immer wieder einmal dick unter Kompressen aufgetragen, können sie gegen das Wundwerden helfen und zum Abheilen der strapazierten Haut beitragen. Lassen Sie sich aber selbst bei Schorfbildung nicht vom Weiterstillen abhalten, auch wenn sich das erste Ansaugen des Kindes in diesem Fall wirklich nicht angenehm anfühlt. Die Erfahrung zeigt jedoch, dass die Haut innerhalb weniger Tage (trotz der weiteren Belastung durch das Stillen!) abheilt und dann der ungewohnten Beanspruchung gewachsen ist.

Warmhalten der Brust

Sie sollten Ihre Brust vor allem in den ersten Wochen unbedingt warm halten. Wärme ist eine der Grundvoraussetzungen dafür, dass sich genügend Milch bilden kann, denn nur so wird die Brust optimal durchblutet. Warmhalten verhindert ausserdem, dass Ihre jetzt sehr empfindliche Brust auskühlt – Sie könnten dadurch sogar eine Brustentzündung bekommen. Auch Ihre Oberarme sollten wegen ihres direkten Einflusses auf die Brust immer warmgehalten werden. Das eventuell unangenehme Spannen der Brüste in den ersten Tagen rührt von der ziemlich starken Durchblutung her, wenn die Milchbildung beginnt, und lässt sehr bald nach.

Trinken Sie über den Durst hinaus

Nehmen Sie grosse Mengen warmer Getränke zu sich, wie Kräutertees und Malzkaffee mit Milch, möglichst jedoch weder viel schwarzen Tee noch Bohnenkaffee, weil sich deren Wirkstoffe auf das Kind übertragen würden. Bestens bewährt hat sich der bereits erwähnte, wohlschmeckende Milchbildungstee. Regelmässig getrunken, entfaltet er zusätzlich die positive Nebenwirkung auf das Kind, dass es (auch später beim schrittweisen Zufüttern) nicht unter Verstopfung zu leiden hat.

Sie werden vermutlich selbst merken, dass Sie verhältnismässig grossen Durst haben. Trinken Sie jedoch noch mehr über den Durst hinaus: Tee, Wasser, gut verdünnte Fruchtsäfte, Buttermilch. Immer sollte ein Getränk in Ihrer Reichweite stehen, damit Sie das Trinken nicht vergessen!

Wenn ungewollt Milch ausfliesst

Während der ersten Wochen oder Monate kann es vorkommen, dass die Milch während des Stillens auch aus der zweiten Brustseite zu fliessen beginnt, dass also auch dort der Milchgebereflex ausgelöst wird. Stoppen Sie das einfach, indem Sie mit der flachen Hand oder in der Öffentlichkeit unauffälliger mit dem Unterarm auf die entsprechende Brustwarze drücken. Sie werden spüren, wie der Milchfluss dann versiegt. Bald wird das nur noch selten vorkommen und dann ganz aufhören.

Blähungsschmerzen beim Kind

Blähungsschmerzen werden sich fast bei keinem Kind völlig vermeiden lassen, wobei gestillte Kinder sicher weniger Schwierigkeiten haben, weil die Stillkost sehr gut abführt. Hat der Säugling erkennbar Bauchweh durch Blähungen, können Sie ihm die Brust geben, wenn er das will. Dadurch wird er sich entkrampfen, wodurch die Blähungen bei angezogenen Beinchen oftmals leichter abgehen können. Ein feuchter, (nicht zu) heisser Waschlappen als Bauchwickel, dicht abgedeckt von einem trockenen Wolltuch, kann ebenfalls hierzu gute Dienste leisten.

Blähungen verursachende Gemüse brauchen nicht grundsätzlich gemieden zu werden, jedoch sollte alles in einem vernünftigen Mass genossen werden. Dies gilt auch für Obstsorten, die im Ruf stehen, beim Baby Wundsein hervorzurufen, zum Beispiel Orangen.

Über die vollwertige Ernährung der Mutter

Bei Ihrer Ernährung sollten Sie darauf achten, dass Sie vollwertige Nahrung zu sich nehmen: Viel Gemüse, Vollkornbrot, Butter, Käse, frische Milch, Müsli mit frisch gemahlenem Getreide und Getreideflocken, Nüssen und frischen oder getrockneten Früchten, frisches Obst, Rohkostsalate, gekeimte Getreide. Eine ungesunde, kraftlose Ernährung ohne lebendige Lebenskräfte in der Stillzeit wird Ihre Stillfähigkeit hemmen und Sie selbst in Ihren Kräften schwächen.

Zauberwort Gelassenheit

Ein Zauberwort zum problemlosen Stillen heisst Gelassenheit. Verabschieden Sie jeden Alltagsstress. Mit Gelassenheit geht zwar alles etwas langsamer, aber dafür umso besser. Stillen Sie nicht auf die Weise, dass Sie in Gedanken schon wieder bei der nächsten Arbeit sind. Widmen Sie sich während des Stillens ganz einer inneren Ruhe. Nervosität und Ungeduld bekommen Ihrer Stillfähigkeit nicht. Ausserdem ist Ihre seelische

Verbindung zum Baby noch so nah, dass es Ihre Gefühle sehr wohl spürt und darauf auch entsprechend reagiert.

Bekommt mein Kind genug Milch?

Die winzigen Trinkmengen der ersten paar Tage messen zu wollen, wäre nicht sinnvoll und würde Sie nur nervös machen. Lassen Sie die Milchbildung erst einmal in Gang kommen.

Später kann man bei grosser Unsicherheit zur eigenen Beruhigung ab und zu durch Wiegen des Kindes vor und nach dem Stillen feststellen, wie viel Muttermilch es zu sich genommen hat. Man sollte dann aber mindestens zwei Tage lang jede Trinkmahlzeit abwiegen, notieren und summieren, um so einen Tagesdurchschnitt errechnen zu können, denn die Grammzahl der einzelnen Mahlzeiten kann erheblich variieren. Massgeblich ist, dass das Kind die erforderliche Tagesmenge zu sich nimmt!

Zur Berechnung der erforderlichen Trinkmengen kann folgende Faustregel angewendet werden:

Bis einschliesslich der sechsten Lebenswoche sollte die Tagestrinkmenge ein Sechstel des Körpergewichts des Kindes betragen.
Beispiel:
Körpergewicht 3600 Gramm : 6 = **600 Gramm Tagestrinkmenge**

Ab der siebten Lebenswoche gilt das Entsprechende mit einem Siebtel des Körpergewichts.
Beispiel:
Körpergewicht 4900 Gramm : 7 = **700 Gramm Tagestrinkmenge**

Was tun bei zu wenig Milch?

Weil ihr Kind in Schüben wächst und so manchmal einen plötzlichen Mehrbedarf hat, ist es völlig normal, dass Sie mit ihrer Milchproduktion immer wieder einmal ein bisschen hinter dem Trinkbedarf des Kindes zurückbleiben. Dies ist erfahrungsgemäss vor allem in der sechsten und der sechzehnten Woche der Fall. Dann wirkt ihr Kind plötzlich sehr unzufrieden. Sie können auf die im vorigen Kapitel angegebene Weise nachprüfen, ob es tatsächlich zu wenig Milch von Ihnen erhält. Die nachfolgend beschriebenen Massnahmen werden diesem natürlichen «Problem» aber jedes Mal abhelfen.

Auch Mütter, die aus dem Fläschchen zufüttern und den Wunsch haben, voll zu stillen, werden auf diese Weise innerhalb weniger Tage genug Milch bilden, wenn sie gleichzeitig das Zufüttern von Ersatznahrung erheblich reduzieren. Sie werden sehen, dass die in ihrer Brust entstehende Milchmenge tatsächlich nichts mit einer Naturveranlagung zu tun hat, sondern dass Sie mit Ihrem eigenen Verhalten massgeblichen Einfluss nehmen können!

Wenn Sie momentan zu wenig Milch haben, so sollten Sie ...

- das Kind während ein bis drei Tagen so oft und lange wie möglich saugen lassen, um die Milchbildung anzuregen
- selbst noch mehr trinken, vor allem warme Getränke
- dreimal täglich speziellen Still- beziehungsweise Milchbildungstee trinken
- sich öfter ausruhen und entspannen.

So werden Sie innerhalb von ein bis drei Tagen eine zu dem Bedarf des Kindes passende Milchmenge haben!

Was tun bei grösseren Stillschwierigkeiten?

Es ist keine Seltenheit, dass eine einzelne Milchdrüse plötzlich die Milch staut und nicht freigibt, was unbehandelt zu einer Brustdrüsenentzündung führen kann. Hier schafft ein entsprechendes homöopathisches Mittel (zum Beispiel Lac caninum D4) erfahrungsgemäss innerhalb weniger Stunden Abhilfe. Wo grössere Stillschwierigkeiten durch Krankheiten oder Missbildungen der Brust abzusehen sind oder später auftauchen, empfehle ich «Das Stillbuch» von Hannah Lothrop (33. Auflage 2009, Kösel Verlag), wo auf jedes nur vorstellbare Stillproblem sachkundig eingegangen wird.

Über das Abstillen

Ein gesundes Kind unseres Kulturkreises darf mit acht bis neun vollen Lebensmonaten abgestillt sein. Manchmal wird empfohlen, sechs Monate lang ausschliesslich zu stillen ohne Zugabe von anderen Nahrungsmitteln. Dies kann sich aber erfahrungsgemäss durch eine zunehmende Unzufriedenheit und Durchschlafstörungen des Kindes als zu lange erweisen. Auch wollen die neuen Zähnchen bald etwas zu beissen. Deshalb habe ich in meinem Abstillplan den Beginn von Beikost mit dreieinhalb Monaten vorgesehen.

Eine insgesamt zu lange Stillzeit könnte das bei uns übliche Selbstständigwerden des Kindes verzögern und wirkt sich laut einer dänischen Studie negativ auf den Intelligenzquotienten aus. Die Verhältnisse in unserer Kultur sollten nicht mit denen bei Naturvölkern verglichen werden, wo die Stillzeit noch mehrere Jahre dauert oder auf natürliche Weise mit der Geburt des nächsten Geschwisters endet. Wenn sich ein mehr als einjähriges Kind nicht schon selbst von der Brustnahrung distanziert hat, was durchaus der Fall sein kann, würde es beim Abstillen bewusst erfahren, dass ihm nun etwas Geliebtes vorenthalten wird. Es würde sich verständlicherweise vielleicht dagegen wehren, noch später sogar mit Trotzanfällen reagieren, und diesen Kampf kann man dem Kind ersparen. Ein zu spätes, erzwungenes Ende der Stillzeit könnte sehr als Liebesentzug empfunden werden.

Bei der Planung des Abstillens ist zu bedenken, dass für Ihr Kind ein langsames Vorgehen in jedem Fall nicht nur seelisch besser zu verkraften ist als ein abruptes, sondern dass auch seine Verdauung Zeit braucht, sich auf die veränderte Nahrung umzustellen.

Der dargestellte Zeitplan soll Sie beim Abstillen unterstützen. Das Abstillen zieht sich auf die angegebene Weise über Monate hin und erfolgt also sehr schonend, indem sich das Stillen nur langsam «ausschleicht». Hier ist das Kind mit dem vollendeten achten Lebensmonat ganz abgestillt. Das Schema bietet eine Richtlinie, muss aber natürlich nicht starr eingehalten werden. Es kann von Ihnen auch individuell etwas abgeändert werden, wie es am besten zu Ihnen und Ihrem Kind passt.

Zeitplan für das Abstillen

Alter in Monaten	Anzahl der Mahlzeiten	Anzahl der Stillmahlzeiten	Uhrzeit	Art der Mahlzeit
3.5	5	5	vor dem mittägl. Stillen	Karottensaft als Löffelkost (Löffelzahl steigernd)
4	4.5	4.5		**Menge ab 4 Monaten: 4 mal ca. 200 g/Mahlzeit**
			8.00 Uhr	Stillen
			11.30 Uhr	etwas Gemüse (Löffelzahl steigernd) + Stillen
			15.00 Uhr	Stillen
			18.30 Uhr	Stillen
			20.30 Uhr	Stillen als Einschlaftrunk und zur Anregung der Milchbildung über Nacht (keine volle Mahlzeit mehr!)
4.5	4.5	4		**Ab jetzt auch Tee gegen den Durst!**
			8.00 Uhr	Stillen
			11.30 Uhr	halb Gemüse (½ Gläschen = 100 g) + halb Stillen
			15.00 Uhr	etwas Obst (Löffelzahl steigernd) + Stillen
			18.30 Uhr	Stillen
			20.30 Uhr	Stillen als Einschlaftrunk und zur Anregung der Milchbildung über Nacht (keine volle Mahlzeit mehr!)
5	4.5	3	8.00 Uhr	Stillen
			11.30 Uhr	Gemüse mit Beilage (Kartoffeln, Reis, Vollkornnudeln)
			15.00 Uhr	halb Obstbrei mit 1 Vollkornzwieback + halb Stillen
			18.30 Uhr	Stillen
			20.30 Uhr	Stillen als Einschlaftrunk und zur Anregung der Milchbildung über Nacht (keine volle Mahlzeit mehr!)
6	4	1.5	8.00 Uhr	Stillen
			12.00 Uhr	Gemüse mit Beilage
			16.00 Uhr	halb Obstbrei mit 1 Vollkornzwieback + halb Stillen
			20.00 Uhr	Flasche Vollmilch-Vollkornnahrung
7	4	1	8.00 Uhr	Stillen
			12.00 Uhr	Gemüse mit Beilage
			16.00 Uhr	Obstbrei mit 2 Vollkornzwieback
			20.00 Uhr	Flasche Vollmilch-Vollkornnahrung
8	4	0	8.00 Uhr	Flasche Vollmilch-Vollkornnahrung
			12.00 Uhr	Gemüse mit Beilage
			16.00 Uhr	Obstbrei mit 2 Vollkornzwieback
			20.00 Uhr	Flasche Vollmilch-Vollkornnahrung

Erläuterungen zum Abstillplan

Das Reichen von Beikost sollte nicht mit dem Ersetzen von Milchmahlzeiten begonnen werden. Die notwendige Milch kann und soll das Kind ja vorerst weiter von Ihnen erhalten! Der Gedanke, das Kind sei nach einem abendlichen Milchbrei gesättigter und schliefe deshalb besser durch, könnte Sie dazu verführen. Hier ist aber zu bedenken: Dies würde die Stundenzahl, in der die Brust ohne Saugreiz bleibt, so sehr verlängern, dass Sie mit hoher Wahrscheinlichkeit in kürzester Zeit nicht mehr genügend Milch zur Morgenmahlzeit des Kindes zur Verfügung hätten.

Begonnen wird das Abstillen deshalb mit der mittäglichen Zugabe von Gemüsekost. Selbstverständlich kann man nicht gleich eine ganze Mahlzeit ersetzen, sondern beginnt mit einer langsamen, für die Verdauung des Kindes schonenden Umstellung auf Löffelkost. Diese sollte vor dem Stillen gegeben werden, weil sich ein hungriges Kind an den Löffel und die neuen Geschmacksrichtungen bereitwilliger gewöhnen lässt. Die Mimik des Babys bei diesen ersten «Kostproben» werden Sie köstlich finden! Lassen Sie sich auch durch wiederholtes Ausspucken nicht beeindrucken, es wird sich nach und nach an die im Vergleich zur Muttermilch sehr intensiven Aromen gewöhnen und wird lernen, sie zu mögen.

Nehmen Sie das Kindchen dazu auf Ihren Schoss, wenn Sie vermeiden wollen, dass es sich angewöhnt, ins Essen zu fassen. Sein rechtes Händchen ist hinter Ihrem Rücken gut versorgt und für das zappelnde linke bieten Sie ihm mit Ihrer linken Hand sanften Halt. Folgen Sie möglichst nicht seinem Kopf mit dem Löffel und bedrängen Sie es nicht. Es soll ja gerne essen und die Mahlzeiten sollen sich nicht zu Machtspielen entwickeln.

Sie beginnen die Nahrungsumstellung am besten mit der Gabe von nur wenigen Löffelchen Karottensaft. Langsam wird dann die Löffelzahl gesteigert. Nach etwa zwei Wochen kann ebenso langsam damit begonnen werden, zusätzlich zum Karottensaft auch Karottenbrei und schliesslich verschiedenes anderes passiertes Gemüse zu geben. Nach vier Wochen ist auf diese langsam sich einschleichende Weise eine halbe Mittagsmahlzeit durch Gemüse ersetzt, und wie Sie dem Abstillplan entnehmen können, ist mit dem Kindesalter von fünf Monaten die Mittagsmahlzeit als erste vollständig auf Gemüsekost umgestellt.

Sie werden die Erfahrung machen, dass Ihre Brust genauso langsam die Milchmenge reduziert, wie Sie die Löffelkost vermehren; denn ein durch Beikost schon vorgesättigtes Kind wird keinen so grossen Saugreiz mehr ausüben und deshalb die Milchbildung weniger anregen.

Durch die Gabe von fester Kost verringert sich die Flüssigkeitszufuhr und muss deshalb ab jetzt bei Bedarf durch ungesüssten Tee im Trinkfläschchen ersetzt werden!

Während der ersten Monate des Zugebens von Karottensaft und Gemüse sind die Fertigfläschchen und -gläschen zugegebenermassen sehr praktisch: Auf diese Weise können Sie bei jeder Mahlzeit lediglich die für Ihr Kind erforderliche minimale Menge etwas aufwärmen – falls Sie nicht täglich frischen Karottensaft herstellen oder Gemüse für die ganze Familie kochen und für das Baby etwas davon zerkleinern wollen. Die später notwendigen Obstbreie sind vergleichsweise viel schneller frisch herzustellen, weil sie nicht gekocht werden müssen. Dabei können Sie auf Fertiggläschen sicher weitgehend verzichten.

Auch bei Fertigprodukten sollten Sie sich möglichst für Qualität aus biologisch-dynamischem Anbau entscheiden. Der Boden auf diesen Höfen wird vollständig natürlich gepflegt, und die Pflanzen und Früchte werden nicht zu einem künstlichen Wachstum getrieben. Sie haben nachweislich mehr natürliches Aroma! Im Kühlschrank hält sich ein angebrochenes Gläschen Gemüse (ohne Fleisch) drei bis vier Tage, wobei es jedoch zu Beginn des Abstillens auch nach Ablauf dieser Zeit noch nicht aufgebraucht ist. Es braucht aber dennoch nicht zu verderben, denn Sie werden sicher auch gerne davon probieren, schon um zu wissen, was Sie Ihrem Kind zu essen geben. Ein Kind unter drei Jahren braucht übrigens keine Fleischkost, um gesund ernährt zu werden!

Das Abstillen wird mit dem Ersetzen der nachmittäglichen Stillmahlzeit durch das Einführen einer Obstmahlzeit fortgesetzt, und zwar in der gleichen, langsam sich steigernden Vorgehensweise. Hier bietet sich als erstes die Gabe von fein zerdrückter Banane an, weil sie angenehm süss schmeckt und auch in kleinsten Mengen mithilfe einer Gabel schnell zu richten ist. Zur Abwechslung kann eine süsse Apfelsorte mit einer speziellen Apfelreibe zu Brei gerieben oder auch beides gemischt werden. Zucker sollte wegen der Kariesgefahr nicht beigegeben werden; reifes Obst enthält ohnehin genügend Fruchtzucker. Auch diese Beikost wird täglich um einige Löffelchen vermehrt. Später kann sie durch die zusätzliche Beigabe von Vollkornzwieback sättigender zubereitet werden. Der erforderliche Zwieback wird dann am besten vorher in Fencheltee eingeweicht, der die nun fehlende Flüssigkeit zu ersetzen hilft. Nebenbei reduziert dieser Tee die bei der Nahrungsumstellung oft nicht völlig zu vermeidenden Blähungen. Diese selbst zubereiteten Obstbreie machen wenig Arbeit und haben durch das Frischobst dem Kind mehr Lebenskräfte und Vitamine zu geben als sterilisierte Obstbreie aus dem Gläschen.

Da die nachmittägliche Obstmahlzeit sehr langsam eingeführt wird, nimmt auch die Milchmenge der Brust nur langsam ab. Aber irgendwann wird sie gegen Abend durch den fehlenden mittäglichen und nachmittäglichen Saugreiz doch erkennbar weniger Milch geben. Dann kann sich wegen der Unzufriedenheit des Kindes ein kürzerer Zeitabstand zum letzten abendlichen Stillen ergeben. Weil dann aber bereits drei volle Mahlzeiten zu etwa 200 Gramm gegeben sind, müssen die letzten beiden Stillmahlzeiten des Tages lediglich zusammengenommen 200 Gramm ergeben. Diese Grammzahl wird jedoch ohne Probleme noch eine Zeit lang von Ihnen erreicht werden. Bei meinem Vorschlag wird erst im Kindesalter von sieben Monaten das nachmittägliche Stillen völlig durch eine Obstmahlzeit ersetzt sein.

Ist Ihr Kind sechs Monate alt, können Sie ihm abends das erste Fläschchen geben. Hier kann nun endlich auch der Vater zum Zuge kommen! Sie können bei dieser wegfallenden Muttermilchmahlzeit auf Frischmilch mit Vollkornnahrung umstellen (zum Beispiel «Holle» von Demeter in Bioläden oder Drogerie/Apotheke). Das Kind ist gross genug für Vollmilch, sie muss also nicht verdünnt werden. Wenn Sie einige Tropfen Honig beifügen, wirkt dies verdauungsfördernd und gibt eine angenehme, nicht extreme Süsse. Wenn Ihr Kind gerne Löffelnahrung zu sich nimmt, können Sie ihm bald statt dessen auch einen Vollkornbrei als Abendmahlzeit geben.

Durch die abends ab jetzt fehlende Anregung zur Milchbildung wird Ihre Muttermilchmenge binnen einiger Zeit auch morgens mehr und mehr abnehmen. Wenn das Kind volle acht Monate geworden ist, wird deshalb die morgendliche Stillmahlzeit wahrscheinlich ganz durch ein Fläschchen Vollmilch-Vollkornnahrung ersetzt werden können, und Ihr Kind ist nun abgestillt.

Ausklang

Die Stillzeit können Sie ausklingen lassen, indem Sie das Kind noch nach dem eigentlichen Abstillen alle zwei oder drei Tage kurz anlegen, so dass Sie sicher sein können, dass Ihre Brust ganz leer ist.

In diesen letzten Minuten des Abschieds von der Stillzeit wird fast jede Mutter ein wenig Wehmut empfinden, denn jetzt wird auch die «Nabelschnur» des mütterlichen Nährens durchschnitten.

Das Kind aber darf durch Ihr freiwilliges Loslassen eigenständiger werden!